7 giorni per tornare a dormire

Riepilogo

Riepilogo..2

Chi sono?..3

Avvertimento..4

Giorno 1: definire il problema................................ 5

Comprendere le cause dell'insonnia................................6

Capire il ciclo del sonno...8

    Le fasi del ciclo del sonno.......................................8

    Durata del ciclo del sonno...................................... 9

    Benefici del sonno... 9

    Abitudini Quotidiane...9

Comprendere le conseguenze negative dell'insonnia....... 10

Giorno 2: Abitudini da prendere.......................... 13

Stabilire un ritmo per il sonno...................................... 14

Tecniche di rilassamento.. 16

Evitare gli eccitanti...18

Mangiare in modo sano ed equilibrato.......................... 20

Giorno 3: Le Pratiche da adottare........................22

Respirazione consapevole:... 24

Gli esercizi fisici...25

Esposizione alla luce del giorno.................................... 27

Agopuntura e yoga... 28

Giorno 4: I Benefici delle Erbe............................ 30

Le piante per il relax e il sonno.....................................32

Le tisane e i loro benefici...33

I benefici del magnesio...35

Giorno 5: Le tecniche cognitive............................38

Consigli:..38

Tecniche cognitive per migliorare il sonno........................40

Le tecniche cognitive per ritrovare il sonno......................42

Tecniche cognitive per prevenire l'insonnia.....................44

Giorno 6: Rilevare le malattie correlate con l'insonnia......47

Malattie correlate all'insonnia...49

I farmaci per trattare l'insonnia..51

Giorno 6: rilevare le malattie correlate all'insonnia...........53

Metodi alternativi...53

Giorno 7: Quando consultare un medico?.......................56

Quando l'insonnia diventa cronica...................................58

Le conseguenze mediche dell'insonnia............................59

Quando consultare un medico per l'insonnia....................61

Chi sono?

Mi chiamo Jonathan White e ho scritto questa guida perché sono un esperto di medicina del sonno. Ho aiutato migliaia di persone a ritrovare il sonno applicando metodi e tecniche semplici e pratiche.

Mi sono reso conto che purtroppo molta gente combatte l'insonnia e che per loro è difficile trovare una soluzione duratura per risolvere il loro problema. Ho quindi deciso di scrivere questa mini guida per aiutarli a ritrovare il sonno in 7 giorni.

Ho usato la mia esperienza ed esperti per creare questo programma potente e accessibile a tutti. Questa guida contiene esercizi e pratici consigli per imparare a conoscersi meglio e ottimizzare le proprie abitudini di vita per dormire meglio. Spero che il libro aiuterà i lettori a ritrovare il sonno naturalmente e in modo duraturo.

Buona lettura!

Jonathan

Avvertimento

Il contenuto di questa mini-guida è fornito solo a scopo informativo e non deve essere considerato una diagnosi o un trattamento per alcun tipo di insonnia. Le informazioni contenute in questa mini-guida non devono sostituire in alcun modo un parere medico.

Se soffri di insonnia, consultare un professionista qualificato per determinare la causa, la gravità e il trattamento adeguato. Le informazioni contenute in questa mini-guida si basano sull'esperienza personale e sulle conoscenze dell'autore, ma non rappresentano necessariamente linee guida generali per tutti i casi di insonnia.

Non garantiamo che le strategie e i metodi proposti funzioneranno per te e non ci assumiamo alcuna responsabilità se tali strategie e metodi non forniscono i risultati previsti.

Giorno 1: definire il problema

Il primo giorno del tuo percorso per dormire meglio, inizi definendo il problema. Quale è la causa del tuo insonnia? Hai difficoltà ad addormentarti o a rimanere addormentato? O forse entrambi? Si tratta di un problema esistente da molto tempo o è qualcosa di nuovo?

Quando si cerca di capire cosa causa l'insonnia, si dovrebbe esaminare gli stressori e gli elementi ambientali che possono influenzare le notti.

Alcuni fattori di stress possono includere:

- Una giornata lavorativa negativa

- Problemi relazionali

- Difficoltà finanziarie

- Problemi di salute

- Preoccupazione per situazioni incerte

Sovraccaricare di lavoro, avere orari irregolari e frequenti cambiamenti nelle routine possono anche essere fonti di stress.

Per quanto riguarda i fattori ambientali, dovresti analizzare la stanza. La tua camera dovrebbe essere un santuario. Il tuo letto dovrebbe essere un posto in cui puoi rilassarti e dormire senza essere disturbato da fattori esterni come rumore, luce, odori, temperatura e umidità.

Dovresti anche esaminare i tuoi routine prima di andare a letto. Controlla cosa fai ogni sera prima di coricarti e se ciò ha un impatto sul tuo sonno. Dovresti apportare dei cambiamenti a queste abitudini per aiutarti a dormire meglio?

Dovresti anche esaminare la tua alimentazione e la tua assunzione di caffeina. Evitare di bere caffè o bevande contenenti caffeina dopo le 16:00. Inoltre, cerca di mangiare in modo sano e bilanciato e di evitare di consumare cibi ricchi di grassi prima di andare a dormire.

Infine, è importante considerare l'attività fisica. Un'attività fisica regolare può aiutare a migliorare la qualità del sonno e a prevenire l'insonnia. Tuttavia, assicurati di non fare esercizi troppo vicini al momento di andare a letto, poiché ciò può impedirti di addormentarti.

Così, per capire cosa causa i tuoi disturbi del sonno, dovrai esaminare le fonti di stress, i fattori ambientali e le tue abitudini prima di andare a letto. Una volta che avrai capito cosa causa i tuoi disturbi del sonno, potrai iniziare a trovare soluzioni per aiutarti a dormire meglio e a porre fine ai disturbi del sonno.

Comprendere le cause dell'insonnia

Comprendere le cause dell'insonnia può aiutare a trovare soluzioni per ottenere un sonno riparatore e duraturo.

L'insonnia, che di solito fa parte di un insieme di disturbi del sonno, può avere diverse cause.

Le principali cause dell'insonnia sono le seguenti:

- I disturbi mentali ed emotivi: disturbi come la depressione e l'ansia possono provocare difficoltà nell'addormentarsi o nel mantenere il sonno.

- I fattori ambientali: il rumore e la luce possono influenzare la qualità e la durata del sonno.

- I farmaci: alcuni farmaci possono causare disturbi del sonno.

- Le cattive abitudini del sonno: dormire a orari irregolari o dormire troppo a lungo può causare difficoltà di addormentamento e mantenimento del sonno.

- Le abitudini alimentari: alimenti consumati in momenti sbagliati o prodotti contenenti caffeina possono interferire con il sonno.

- Le malattie croniche: alcune malattie come l'apnea del sonno o la fibromialgia possono causare disturbi del sonno.

- I disturbi del ritmo veglia-sonno: per le persone che soffrono di un disturbo del ritmo veglia-sonno, il sonno può essere molto turbato.

- L'età: il sonno può essere influenzato dall'invecchiamento e dai cambiamenti correlati all'età.

- Problemi personali e professionali: problemi personali o professionali possono interferire con il sonno.

In conclusione, comprendere le cause dell'insonnia è essenziale per trovare soluzioni per ripristinare un sonno riparatore e duraturo. Identificando e trattando le cause sottostanti, è possibile migliorare la qualità del sonno e il benessere generale.

Capire il ciclo del sonno

Il sonno è un processo complesso e essenziale per la salute e la qualità della vita. Si tratta di un ciclo di fasi che si susseguono durante la notte. Imparare a comprendere il ciclo del sonno è il primo passo per poterlo padroneggiare e ritrovare un sonno ottimale.

Le fasi del ciclo del sonno

Il ciclo del sonno è composto da due fasi principali: la fase di veglia e la fase di sonno profondo. La fase di veglia è lo stadio in cui la persona è sveglia e consapevole, mentre la fase di sonno profondo è lo stadio in cui il cervello è meno attivo e il corpo è completamente rilassato. Tra queste due fasi, ci sono quattro altri stadi del sonno:

- Fase di sonno leggero: questa fase è caratterizzata da una frequenza cardiaca e respiratoria più lenta e da una riduzione dell'attività muscolare.

- Stadio 3: è lo stadio in cui comincia a manifestarsi il sonno profondo. È caratterizzato da un maggiore rilassamento e dall'inizio del sogno.

- Stadio 4: questo stadio è il più profondo del sonno e si caratterizza per un'attività cerebrale molto bassa.

- Stadio 5: questo stadio è lo stadio del sonno paradosso e è caratterizzato da un livello molto alto di attività cerebrale e da movimenti oculari molto veloci.

Durata del ciclo del sonno

Il ciclo del sonno dura circa 90 minuti. Ogni ciclo è composto da diverse fasi e ogni fase dura circa 20 minuti. Durante una notte, una persona può passare da cinque a sei cicli di sonno. Quindi, è importante capire il ciclo del sonno per pianificare adeguate ore di sonno e avere una buona qualità del sonno.

Benefici del sonno

Il sonno è molto importante sia per il corpo che per la mente. Permette al corpo di rigenerarsi e guarire. Consente inoltre alla mente di riposarsi e funzionare correttamente. Una buona notte di sonno aiuta a migliorare la concentrazione e la memoria, a ridurre lo stress e ad aumentare le prestazioni fisiche e mentali.

Abitudini Quotidiane

Per comprendere il ciclo del sonno, è importante considerare le abitudini quotidiane. È importante mantenere una routine di sonno, andare a letto e alzarsi alla stessa ora ogni giorno. È inoltre importante limitare l'assunzione di caffeina e altre sostanze stimolanti, così come l'assunzione di alcol e altre sostanze che possono interferire con il ciclo del sonno. Inoltre, è importante praticare attività fisica regolare e adottare tecniche di rilassamento per rilassarsi e facilitare l'addormentamento.

Infine, è importante creare un ambiente ideale per un sonno riparatore: una stanza buia, fresca e tranquilla e un materasso e cuscini comodi. Mantenere una routine di sonno e un'alimentazione sana ed equilibrata è anche essenziale per garantire che il ciclo del sonno sia ottimale.

Comprendere le conseguenze negative dell'insonnia

L'insonnia è un disturbo del sonno che colpisce molte persone e può avere conseguenze negative sulla salute. È spesso associata a importanti conseguenze sulla qualità della vita di chi ne soffre, sia a livello emotivo e fisico che a livello sociale e professionale.

Per iniziare, è importante capire che l'insonnia è un sintomo e non una malattia in sé. Le insonnie sono generalmente legate ad altri fattori come lo stress, l'ansia, problemi di salute fisica o mentale, l'assunzione di alcuni farmaci, cambiamenti nello stile di vita e altri fattori.

A causa degli effetti negativi dell'insonnia, è importante prendere le misure necessarie per capirne le cause e adottare metodi per risolverlo. Eccone alcuni:

- Aumentare i livelli di serotonina e di dopamina nel tuo corpo. Queste due sostanze chimiche sono coinvolte nel controllo dell'umore e del sonno.

- Adatta il tuo ambiente al tuo sonno. Ciò significa migliorare la tua camera per renderla più adatta al tuo sonno, come avere una temperatura appropriata, un colore di pittura appropriato, un materasso confortevole, una luce minima, suoni calmanti, ecc.

- Modifica la tua alimentazione. Mangiare alimenti che favoriscono il sonno può aiutare notevolmente a migliorare il tuo sonno. Ciò include alimenti ricchi di triptofano, vitamina B6, magnesio e zinco.

- Ridurre lo stress. La gestione dello stress può avere un impatto significativo sul tuo sonno.

- Provate a praticare esercizi di rilassamento o metodi di relax come meditazione e respiri profondi.

- Praticare un'attività fisica. Un'attività fisica moderata può aiutare a alleviare lo stress e migliorare la qualità del vostro sonno.

- Limitare l'uso di media e apparecchi elettronici. Le luci blu dei televisori, computer e telefoni stimolano il cervello e possono disturbare il tuo sonno.

Infine, è anche importante consultare un medico se soffri di insonnia. Può aiutarti a capire le cause della tua insonnia e a sviluppare un piano di trattamento adatto alla tua situazione.

Giorno 2: Abitudini da prendere

Il secondo giorno è dedicato alle abitudini da prendere per sbarazzarsi dell'insonnia e ritrovare il sonno. In questa nuova fase del programma, metteremo in atto rituali e abitudini che vi permetteranno di dormire meglio e di sentirvi più riposati.

Innanzitutto è importante non addormentarsi troppo durante il giorno. Anche se il sonno è benefico, l'addormentarsi durante il giorno può avere effetti negativi sul sonno di notte. Quindi evita di fare un pisolino e se senti che ti stai addormentando, alzati e fai un'attività che ti tenga sveglio.

Allo stesso modo, evitare di bere bevande contenenti caffeina. Quest'ultima può avere un impatto negativo sul sonno in quanto è uno stimolante che provoca una diminuzione della qualità del sonno.

Infine, provate a svegliarvi e coricarvi regolarmente. Sviluppare una routine del sonno può aiutarvi a prendere sonno più facilmente e a svegliarvi più riposati. In questa routine, cercate di evitare le attività che possono eccitarvi, come guardare film o serie o giocare ai videogiochi.

Per prepararsi a dormire meglio, è utile anche sviluppare dei rituali di relax. Ad esempio, puoi sdraiarti e fare una sessione di respirazione profonda, fare un'attività fisica leggera, leggere un libro o ascoltare musica rilassante. Queste attività ti aiuteranno a rilassarti e prepararti meglio al sonno.

Infine, prima di andare a letto, prova a disconnettersi dai schermi. Gli schermi, in particolare i computer e i telefoni cellulari, sono spesso delle fonti di stimolazione che possono interferire con il tuo sonno. Si consiglia quindi di allontanarsi dagli schermi almeno un'ora prima di andare a letto.

Seguendo questi semplici consigli, sarai in grado di prepararti per un sonno più profondo ed efficace.

Stabilire un ritmo per il sonno

Il ritmo del sonno è essenziale per recuperare una buona qualità del sonno. Quindi è fondamentale creare un programma di sonno regolare, una routine per andare a letto e alzarsi che si adatti al tuo organismo.

Per creare un ritmo di sonno adatto al tuo organismo, devi:

- Stabilire un orario di sonno regolare: stabilire un orario costante per andare a letto e alzarsi, anche nei fine settimana. Cerca di andare a letto e alzarti alla stessa ora ogni giorno.

- Andare a letto solo quando sei stanco: non forzare il sonno, altrimenti rischi di svegliarti più presto la mattina. Se non riesci a dormire, cerca di rilassarti leggendo un libro, ascoltando della musica o facendo un bel bagno caldo.

- Utilizzare una sveglia invece di contare sul sonno riparatore: quando cadi tra le braccia di Morfeo, è più difficile regolare l'orario in cui ti svegli, quindi pianifica il tuo sonno e imposta la tua sveglia.

- Evitare i pisolini troppo lunghi: i pisolini possono essere molto benefici ma attenzione a non sopra-dormire, ciò può influire sulla qualità del vostro sonno la sera.

- Evitare le sostanze che disturbano il sonno: l'alcool, il tabacco e alcuni medicinali possono avere effetti negativi sul tuo sonno. Limita i stimolanti, come la caffeina, presto durante il giorno.

- Evitare attività eccitanti prima di andare a letto: i giochi video, le attività fisiche ed intellettuali, come i cruciverba, e lo stress possono essere stimolanti e impedirti di addormentarti.

- Creare un ambiente tranquillo: la tua camera dovrebbe essere tranquilla, buia e fresca. Usa tende e veneziane per bloccare la luce, un umidificatore per mantenere l'umidità e delle candele, se necessario.

- Fare esercizio regolarmente: l'esercizio può aiutarti a sentirti meno stanco la sera e a dormire meglio di notte. Opta per attività non stimolanti come camminare, nuotare, fare yoga o stretching e prova a farle presto la mattina o alla fine del pomeriggio.

- Preparare una bevanda calda prima di andare a letto: la camomilla, il tè alla menta o il latte caldo possono aiutarti a rilassarti e a prendere sonno più facilmente.

- Limita l'uso di apparecchi elettronici prima di coricarsi: le luci blu degli schermi possono essere molto stimolanti e influenzare la qualità del tuo sonno. Prova a spegnere tutti gli apparecchi elettronici un'ora prima di andare a letto.

Prendendo queste precauzioni, sarai in grado di creare un ritmo di sonno adeguato e ti sentirai più riposato e pronto ad affrontare la giornata.

Tecniche di rilassamento

Oggi affronteremo le tecniche di rilassamento che sono essenziali per riposare. E' indispensabile prendersi una pausa e trovare modi per calmare il proprio corpo e la propria mente per ritrovare il sonno.

Le tecniche di rilassamento possono essere molto diverse, ma hanno tutte lo stesso obiettivo: sviluppare una consapevolezza serena e tranquilla che favorisce il rilassamento e il sonno. Ecco alcuni esempi di tecniche di rilassamento da provare:

- Meditazione: La meditazione è un modo efficace di rilassamento per liberare la mente da tutti i pensieri e le distrazioni che possono impedirti di dormire. Si raccomanda di meditare per circa 10-15 minuti prima di andare a letto per rilassarsi.

- Respirazione profonda: questa tecnica aiuta a rilassare i muscoli e a ridurre lo stress. Respira lentamente e profondamente per cinque minuti, prestando attenzione a ogni respiro.

- Yoga: Lo yoga ha molti benefici per la salute. Oltre ad aiutarti a rilassarti e a calmare, aiuta a respirare meglio e gestire lo stress. Si raccomanda di praticare lo yoga prima di andare a letto per beneficiare dei suoi benefici.

- Massaggio: i massaggi sono eccellenti per alleviare tensioni e dolori muscolari che possono impedirti di dormire. Puoi massaggiarti da solo o chiedere a un partner di farti un massaggio.

- Immaginazioni positive: Può essere utile ricordarsi dei momenti piacevoli e felici per rilassare la tensione e lasciare che la mente si calmi. Lasciate che la vostra mente vagabondi e immaginatevi in una situazione piacevole che vi aiuta a dormire meglio.

- Ascoltare musica rilassante può aiutare a calmare la mente e rilassarsi più facilmente. Puoi scegliere dei brani pacati e melodiosi per aiutarti a rilassarti e dormire meglio.

- Bagno caldo e altri metodi: un bagno caldo o una doccia calda possono aiutare a ridurre le tensioni e rilassare i muscoli. Puoi anche provare dei impacchi caldi o dei bagni di piedi caldi per aiutarti a rilassarti.

Infine, non dimenticate che anche può provare degli esercizi di visualizzazione per aiutarvi a rilassarvi. Immaginatevi come se steste navigando in un grande oceano o in una lussureggiante foresta. Questo può aiutarvi a canalizzare la vostra energia e a rilassarvi meglio.

In conclusione, le tecniche di rilassamento sono essenziali per riacquistare il sonno. È importante trovare metodi per rilassare il tuo corpo e la tua mente per aiutarti a dormire meglio e a sentirti meglio. Prova diverse metodi per trovare quello più adatto a te e che ti aiuterà a riacquistare il sonno.

Evitare gli eccitanti

Per combattere l'insonnia e ripristinare il sonno, è essenziale allontanarsi dagli stimolanti. Gli stimolanti possono essere consumati attraverso bevande o alimenti, ma anche ambientali. Gli stimolanti possono ostacolare i nostri sforzi per ripristinare il sonno e interferire con la nostra capacità di addormentarci.

Ecco alcuni consigli per evitare gli eccitanti e ritrovare il sonno:

- Evitare la caffeina e il tabacco. La caffeina può influire sulla nostra capacità di addormentarci e di rimanere addormentati. La caffeina è presente nel caffè, nel tè, nelle bibite gassate e in alcune bevande energetiche e si accumula nel nostro corpo per diverse ore, impedendoci di addormentarci. Anche il tabacco è un eccitante e può influire sul nostro sonno impedendoci di addormentarci e di rimanere addormentati.

- Limitare l'alcool e l'attività fisica prima di andare a letto. Evitare l'alcool perché può influire negativamente sulla qualità del sonno. Può anche avere effetti euforici e ridurre la nostra capacità di addormentarci. Allo stesso modo, l'attività fisica intensa proprio prima di andare a letto può tenerci svegli e sfinirci.

- Limita l'esposizione alla luce e ai dispositivi schermo prima di andare a letto. La luce può interferire con il nostro orologio interno e impedirci di addormentarci. Quindi evita l'esposizione alla luce blu dei dispositivi come televisori, telefoni e computer prima di andare a letto.

- Evitare di mangiare cibi ricchi di zucchero e grassi prima di andare a letto. I cibi ricchi di zucchero e grassi possono interferire con il nostro sonno e tenerci svegli. Quindi evitare di consumare cibi ricchi di zucchero e grassi prima di andare a letto.

- Provare bevande calde e erbe. Le bevande calde, come il latte caldo o il tè alla camomilla, possono aiutare a rilassarci e addormentarci. Provare anche erbe come valeriana, melissa o tiglio che possono aiutare a calmare e addormentarsi.

- Evita i pisolini e gli spuntini tardivi. I pisolini possono tenerci svegli e impedirci di addormentarci più tardi di sera. Evita quindi i pisolini e gli spuntini tardivi per riuscire a dormire più facilmente.

- Provare esercizi di rilassamento e tecniche di respirazione profonda. Provare esercizi di rilassamento e tecniche di respirazione profonda per aiutarci a rilassarci e addormentarci. Brevi sessioni di meditazione possono anche aiutarci a rilassarci e a riacquistare il sonno.

Seguendo questi consigli, è possibile allontanarsi dagli eccitanti e riprendere il sonno, mettendo fine alle insonnie.

Mangiare in modo sano ed equilibrato

Mangiare in modo sano ed equilibrato è una parte importante del processo per ritrovare un sonno ristoratore e naturale. I cibi che vengono consumati possono avere effetti profondi sulla qualità del sonno e su come lo percepiamo. E' essenziale sapere quali alimenti sono buoni per il sonno e quali sono le migliori abitudini da prendere in termini di alimentazione per ritrovare un buon sonno.

Inizia ad adottare un'alimentazione sana e varia, ricca di frutta e verdura fresche, cereali integrali, noci, prodotti lattiero-caseari, carni magre, pesce e oli sani. Questi alimenti contengono tutti gli elementi nutritivi e le vitamine di cui il tuo corpo ha bisogno per rigenerarsi e recuperare. Limitando o evitando cibi elaborati, bevande zuccherate, alimenti fritti e prodotti lattiero-caseari, ti sentirai più in armonia con il tuo corpo e il tuo sonno.

Trovare alimenti ricchi di nutrienti che contengono vitamine e minerali essenziali per il sonno, come la vitamina B6, lo zinco, il magnesio e il ferro. Puoi ottenere questi nutrienti mangiando alimenti come banane, noci, ceci, pesce grasso e verdure a foglia verde. Gli alimenti ricchi di magnesio, zinco e vitamina B6 possono essere utili per ridurre l'ansia e l'irritabilità e per migliorare la qualità del sonno.

Limitare il tuo consumo di prodotti a base di proteine, poiché un'eccessiva assunzione di proteine può aumentare il livello di melatonina, che è l'ormone che regola il sonno. Evita anche di consumare alimenti troppo zuccherati che possono causare un abbassamento del tuo livello di zucchero nel sangue e un difficoltà ad addormentarsi.

Limita anche il tuo consumo di caffeina, poiché può stimolare il sistema nervoso e causare disturbi del sonno. Cerca di non consumare caffeina dopo le 17:00 e assicurati di bere abbastanza liquidi durante tutto il giorno per rimanere idratato e facilitare il sonno.

Evitare di mangiare pesantemente poco prima di coricarsi, poiché ciò può causare disturbi del sonno. Uno spuntino leggero e sano prima di andare a dormire può essere sicuro e persino benefico per il sonno. Frutta secca, prodotti lattiero-caseari, noci e semi sono esempi di spuntini sani che possono essere consumati vicino al momento di andare a letto.

Infine, cercate di mangiare a orari regolari e rispettare il vostro programma alimentare. Questo può aiutare a regolare i cicli del sonno e a migliorare la qualità e la durata del sonno. Cercate di mangiare a momenti prestabiliti e consumare alimenti sani e vari a ogni pasto per favorire un buon sonno.

Giorno 3: Le Pratiche da adottare

Alla terza giornata, inizierete a notare cambiamenti e risultati sul vostro sonno. Ma non è il momento di abbassare la guardia, dovrete continuare ad applicare alcune pratiche per mantenere questi risultati.

Il sonno è un processo e non un'azione. Di conseguenza, per ritrovare il sonno, è necessario comprendere le basi della buona salute e dei buoni comportamenti del sonno.

Ecco quindi alcune pratiche da adottare:

- Crea un ambiente di sonno calmo e senza interruzioni. Usa tende oscuranti, tappi per le orecchie, un umidificatore e altro per ridurre il rumore e la luce che impediscono un sonno riparatore.

- Evita le sostanze eccitanti prima di andare a letto. Evita la caffeina e l'alcol la sera e non fumare prima di coricarsi, poiché questo stimolerà il tuo cervello e il tuo corpo e ti impedirà di trovare il sonno.

- Sviluppa una routine di andare a letto. Prova a andare a letto alla stessa ora ogni sera e a evitare i pisolini tardi.

- Fate yoga o o movimenti leggeri prima di andare a dormire. Questo rallenta il ritmo cardiaco e aiuta a favorire la calma.

- Prendere un bagno caldo prima di andare a letto. Ciò può aiutare a rilassare i muscoli e ridurre lo stress.

- Utilizzare una lampada a bassa luminosità nella vostra camera da letto. Questo aiuta a indicare al tuo corpo che è tempo di dormire.

- Evita l'uso di schermi vicino al tuo letto. La luce artificiale può interferire con il tuo sonno.

- Ascoltate della musica rilassante e calmante prima di andare a letto. Questo aiuterà a calmare la vostra mente e a dormire più velocemente.

- Provate tecniche di rilassamento come lo yoga del sonno, la meditazione e la visualizzazione per calmarti.

- Scrivi i tuoi pensieri e le tue preoccupazioni prima di andare a letto. Questo allevierà la tua mente e ti aiuterà a dormire più velocemente.

- Bevi un bicchiere di latte prima di andare a letto. Il latte contiene proteine e carboidrati che favoriscono il sonno.

- Prova alcune tecniche di respirazione profonda per rilassarti. Questo può aiutare a calmare il tuo corpo e la tua mente.

- Non aver paura di chiedere aiuto se ancora stai avendo difficoltà a dormire. È possibile consultare un esperto del sonno per aiutarti a trovare soluzioni personalizzate.

È essenziale adottare queste pratiche per ripristinare un buon sonno ristoratore. Con il tempo e la perseveranza, presto sarai

in grado di ritrovare il tuo equilibrio e goderti un sonno profondo
e ristoratore.

Respirazione consapevole:

La respirazione consapevole è una pratica che permette di
accedere a una calma interiore e di ritrovare un sonno
riparatore. Prendendo coscienza del proprio respiro, imparerai
a rilassare meglio il tuo corpo e a rilasciare lo stress e l'ansia
che possono essere all'origine dei tuoi problemi di insonnia.

Quando inizi a praticare la respirazione consapevole, inizia
sedendoti o sdraiandoti in una posizione comoda. Prendi una
posizione in cui ti senti a tuo agio e rilassato, senza irrigidire i
muscoli del tuo corpo.

Respira attraverso il naso prendendo consapevolezza di ogni
inspirazione ed espirazione. Provate a respirare
profondamente e a riempire il vostro addome di ossigeno.
Sentite l'aria che entra nel vostro corpo e osservate come il
vostro corpo reagisce ad ogni respiro. Concentratevi sull'aria
che entra e che esce.

Se il tuo pensiero inizia a vagare, riporta la tua attenzione sulla
tua respirazione. Non preoccuparti se non riesci a mantenere
la tua attenzione per molto tempo. Osserva semplicemente
come il tuo pensiero funziona.

Puoi anche provare a sincronizzare la tua respirazione con il
tuo movimento. Chiudi gli occhi e respira profondamente. Apri

gli occhi ed espira. Ripeti questo esercizio più volte cercando di mantenere un ritmo regolare.

La respirazione consapevole può essere praticata anche durante il giorno per rilassare le tensioni e ritrovare uno stato di calma e rilassamento. Ad esempio, puoi prenderti qualche minuto per fare una pausa e approfittare di questa pratica.

In conclusione, la respirazione consapevole è una pratica molto semplice e facile da integrare nella vostra routine quotidiana. Può aiutarvi a rilassarvi meglio e a ritrovare un sonno riparatore. Quindi prendetevi qualche minuto ogni giorno per praticare la respirazione consapevole e beneficiate degli effetti che può avere sul vostro sonno.

Gli esercizi fisici

L'esercizio fisico è uno dei modi più efficaci per aiutare a ritrovare un sonno rigenerante e sano. Sono essenziali per stimolare la melatonina, l'ormone del sonno, e per scaricare lo stress accumulato durante la giornata. È fondamentale allenarsi regolarmente per migliorare il sonno e prevenire l'insonnia.

Così, per il terzo giorno di questa mini guida, vi proponiamo di sfruttare i benefici dell'esercizio fisico per ritrovare il sonno.

- Praticare esercizi cardiovascolari: una sessione di 30 minuti al giorno permette di stimolare la secrezione di melatonina e liberare l'ormone dello stress, il cortisolo.

Le attività cardiovascolari includono corsa, jogging, bicicletta o pattinaggio.

- Fare attività di allenamento e di bodybuilding: gli esercizi di allenamento e di bodybuilding possono essere molto benefici per addormentarsi più velocemente e dormire meglio. Possono anche aiutare a ridurre lo stress e l'ansia e possono essere eseguiti due o tre volte alla settimana.

- Praticare esercizi di respirazione e rilassamento: questi esercizi sono molto utili per placare il corpo e la mente e alleviare lo stress. Si può imparare molto sul yoga, la meditazione e la consapevolezza. Si consiglia di praticare questi esercizi almeno 10-15 minuti al giorno.

- Fai Zumba o Tai Chi: Zumba e Tai Chi sono attività che offrono una varietà di benefici per il corpo e la mente. È importante scegliere lezioni adatte al tuo livello e alle tue esigenze e allenarsi almeno due o tre volte alla settimana.

- Utilizza le applicazioni per aiutarti ad allenarti: le applicazioni di allenamento sono una ottima soluzione per allenarsi a casa o mentre sei in viaggio. Possono aiutarti a monitorare il tuo allenamento e raggiungere i tuoi obiettivi di salute.

Infine, è importante trovare un equilibrio tra esercizio e riposo. Ascoltate il vostro corpo e rispettate i vostri limiti. Evitate di allenarvi di sera perché può influire sul vostro sonno. Se allenate di sera, cercate di farlo due ore prima di andare a letto. Infine, fate delle pause regolari per riposarvi e rilassarvi.

Esposizione alla luce del giorno

L'esposizione alla luce del giorno è un elemento fondamentale per ritrovare il sonno. Infatti, delle ore di esposizione alla luce, e più precisamente alla luce del giorno, sono necessarie per mantenere un buon ritmo biologico.

Per regolare i tuoi ritmi biologici e godere dei benefici della luce del giorno, ecco alcuni passaggi da seguire:

- Cercate di alzarvi alla stessa ora ogni giorno, pianificando i vostri orari in modo da adattarvi alla vostra routine. Alzarsi alla stessa ora ogni giorno aiuterà il vostro corpo ad abituarsi a questa nuova routine e vi assicurerà una migliore qualità del sonno.

- Una volta alzati, cercate di aprire le tende e lasciare entrare la luce del giorno, che sarà un segnale per il vostro corpo in modo che possa adattarsi al nuovo orario.

- Prova a prendere la tua colazione fuori, o almeno a fare una passeggiata in un posto inondato di luce. Questo ti aiuterà a sentirti più energico e ad adattare il tuo ritmo biologico a questa nuova routine e al tuo programma.

- Se possibile, prova a fare un'attività fisica all'aperto, che ti aiuterà a riattivare il tuo metabolismo e il tuo ritmo biologico, e ti aiuterà ad avere una migliore qualità del sonno.

- Non rimanete dentro troppo a lungo, provate a fare una passeggiata all'aperto o andate al caffè o al parco per godere della luce del giorno.

- Evitate di usare il telefono e i schermi prima di andare a letto. La luce blu emessa da questi dispositivi può interferire con il vostro ritmo biologico e rendere difficile addormentarsi.

- Cercate di andare a letto a un'ora ragionevole e costante, e se possibile al buio. Ciò vi aiuterà a prendere sonno più facilmente e ad avere una migliore qualità di sonno.

Con questi consigli, dovresti essere in grado di ripristinare il tuo sonno e sentirti più riposato ed energizzato durante tutto il giorno. Quindi, inizia a goderti i benefici della luce del giorno e recupera il sonno di cui hai bisogno.

Agopuntura e yoga

L'agopuntura e lo yoga sono pratiche riconosciute per i loro effetti rilassanti e per la loro capacità di aiutare a ritrovare un sonno riparatore. Per beneficiare di questi effetti, si consiglia di consultare un medico acupuntore per guidarvi e valutare la problematica.

L'agopuntura è una medicina tradizionale cinese che consiste nell'inserimento di aghi sottili e sicuri in punti specifici del corpo. Gli aghi mirano a creare un flusso nel corpo e a riequilibrare la tua energia per stimolare la guarigione.

L'agopuntura può essere molto efficace per alleviare lo stress, la tensione muscolare e l'ansia associate a disturbi del sonno. Può anche essere un utile strumento per trattare direttamente i disturbi del sonno.

Lo yoga è anche un potente strumento per il sonno. Le posture yoga e gli esercizi di respirazione possono dare ottimi risultati per ridurre lo stress e l'ansia e migliorare la qualità del sonno. Le posture yoga sono specifiche per ogni persona, ma alcune posture sono più adatte alla rilassamento e al sonno.

Molti studi di yoga offrono corsi di yoga per il sonno, che insegnano posture ed esercizi di respirazione. Ci sono anche programmi di yoga online che possono aiutarti a scoprire le posture e ad incorporarle nella tua routine quotidiana. Le posture dello yoga sono generalmente molto sicure e possono essere praticate da principianti e persone più avanzate.

Le pratiche di yoga e agopuntura possono essere complementari e possono aiutarti a ritrovare un sonno sano e riparatore. Ci sono anche altre pratiche come Tai Chi e Qi Gong che possono aiutare a ridurre lo stress e a rilassarsi. Trova la pratica che ti si adatta meglio e che può aiutarti a ritrovare un sonno riparatore e sano.

Giorno 4: I Benefici delle Erbe

Quando sei al tuo quarto giorno di questa guida rapida per finire con l'insonnia, puoi iniziare a esplorare i benefici delle erbe. Le erbe sono un rimedio naturale che può essere usato per aiutare a ripristinare il sonno e rilassare il corpo e la mente. Esistono molte erbe note per le loro proprietà sedative e rilassanti che possono aiutarti a ripristinare un sonno rigenerante.

Le erbe usate per il trattamento dei disturbi del sonno possono essere consumate sotto forma di tisane o supplementi alimentari. Le erbe più comunemente usate sono:

- La Valeriana: contiene composti che possono aiutare a rilassare il corpo e a calmare la mente, favorendo così il sonno.

- La camomilla: è nota per le sue proprietà antinfiammatorie e sedative che possono aiutare a ridurre l'agitazione e aiutarti a prendere sonno più facilmente.

- La melissa: è spesso usata per calmare la mente e rilassarsi prima di andare a letto. È anche conosciuta per le sue proprietà antiossidanti e antinfiammatorie.

- La Passiflora: è molto spesso utilizzata per le sue proprietà sedative e calmanti che possono aiutare a calmare l'ansia e favorire un sonno più profondo.

- Il papavero californiano: questa pianta contiene composti che possono aiutare a ridurre l'insonnia e aiutarti a addormentarti più facilmente.

- La radice di valeriana: viene spesso utilizzata per le sue proprietà sedative e rilassanti che possono aiutare a calmare la mente e favorire un sonno più riparatore.

- La camomilla grande: è nota per le sue proprietà calmanti e sedative che possono aiutare a ridurre l'ansia e aiutarti a prendere sonno più facilmente.

- Il tiglio: è noto per le sue proprietà sedative e calmanti che possono aiutare a rilassare il corpo e a placare la mente.

- La Passiflora: è spesso utilizzata per le sue proprietà sedative e calmanti che possono aiutare a ridurre l'ansia e promuovere un sonno più profondo.

Oltre a queste erbe, ci sono altri rimedi a base di piante che possono aiutarti a riposare. Queste piante includono il magnesio, il griffonia, lo zafferano e la melissa. Le piante possono essere consumate sotto forma di tisana o supplementi alimentari per aiutare a ottenere un sonno normale.

È molto importante capire che ogni persona reagisce in modo diverso alle erbe. È quindi importante iniziare con dosi basse e aumentarle gradualmente per trovare la dose che meglio si adatta al vostro stato e alle vostre esigenze. Ricordate di consultare un professionista della salute prima di iniziare a prendere integratori a base di piante, poiché possono interagire con altri farmaci che stai prendendo.

Le piante per il relax e il sonno

Il Quarto Giorno del tuo mini-guida sull'insonnia si intitola I benefici delle erbe. In effetti, alcune erbe possono aiutare a ritrovare il sonno. Queste erbe sono rilassanti e calmanti allo stesso tempo.

Tra i più conosciuti, c'è la camomilla, l'escholtzia, il tiglio, l'albicocco, la valeriana, la passiflora e la melissa.

La camomilla è un prodotto molto noto per le sue proprietà rilassanti e sedative. I suoi fiori sono riconosciuti per le loro virtù calmanti e de-stressanti. Nella medicina tradizionale, viene utilizzata per aiutare a prendere sonno, per calmare l'ansia e per placare la rabbia e la tristezza. Può essere consumata in diverse forme: come tisana, infuso, estratto o sotto forma di compresse.

L'escholtzia è una pianta che è anche molto utile per riacquistare il sonno e rilassarsi. Viene utilizzata per combattere l'insonnia e l'ansia e per ridurre le palpitazioni cardiache. Ha proprietà sedative e calmanti che possono aiutare a dormire e ridurre lo stress. Può essere consumata sotto forma di tisana, compresse o estratti.

Il tiglio è una pianta che ha proprietà rilassanti e sedative. È una pianta molto popolare per le sue virtù calmanti e rilassanti. Può aiutare a calmare i nervi e a rilassarsi. Può essere consumata sotto forma di tisana, infuso, compresse o estratti.

La Rosa canina è una pianta che è anche nota per le sue proprietà calmanti e sedative. È stata utilizzata per secoli per aiutare a rilassarsi e a trovare il sonno. Può essere consumata sotto forma di tisana, infuso, compresse o estratti.

La valeriana è una pianta che è conosciuta per le sue proprietà rilassanti e sedative. Viene utilizzata per aiutare a rilassarsi e a trovare il sonno. Può essere consumata sotto forma di tisana o infuso, o sotto forma di compresse o estratti.

La Passiflora è una pianta che è molto utile anche per riprendere sonno e per rilassarsi. Viene utilizzata per combattere l'insonnia e l'ansia e per ridurre le palpitazioni cardiache. Può essere consumata sotto forma di tisana, compresse o estratti.

La melissa è una pianta che è nota per le sue proprietà rilassanti e sedative. Questa pianta è molto popolare per le sue virtù calmanti e rasserenanti. Può aiutare a calmare i nervi e rilassarsi. Può essere consumata sotto forma di tisana, infusione, compresse o estratti.

È inoltre importante notare che l'utilizzo di queste erbe può rivelarsi molto utile per trovare il sonno e rilassarsi, ma è anche importante consultare un medico prima di utilizzarle. Alcune erbe possono interagire con alcuni farmaci o altre sostanze, e è importante informarsi e consultare un professionista della salute.

Le tisane e i loro benefici

Le tisane sono un ottimo metodo per ritrovare un sonno rigenerante. Non solo sono deliziose, ma possono anche aiutare a combattere l'insonnia. Le piante e le erbe usate per le tisane hanno molte proprietà benefiche per il sonno.

Le tisane a base di piante sono un ottimo modo per fornire al tuo corpo nutrienti e composti con azione rilassante. Alcune erbe sono persino note per il loro effetto calmante e ipnotico e possono aiutarti a trovare il sonno. Le piante medicinali che spesso vengono utilizzate per le tisane includono:

- La camomilla: questa erba è nota per le sue proprietà calmanti e sedative ed è spesso usata per alleviare ansia ed insonnia.

- La Passiflora: questa pianta è un'eccellente fonte di magnesio e è nota per le sue proprietà rilassanti.

- La melissa: questa erba è conosciuta per le sue proprietà antispasmodiche e calmanti ed è spesso usata come rimedio naturale contro l'ansia e l'insonnia.

- La valeriana: questa erba è nota per le sue proprietà rilassanti e sedative e viene spesso utilizzata per alleviare l'insonnia e il mal di testa.

- La Menta piperita: questa erba viene spesso utilizzata per alleviare la tensione e l'ansia e è anche nota per le sue proprietà sedative e rilassanti.

- La Lavanda: questa erba è conosciuta per le sue proprietà rilassanti e calmanti, e viene spesso usata per alleviare ansia e insonnia.

In aggiunta alle proprietà rilassanti e sedative, le tisane sono un modo sicuro, semplice e salutare per idratarsi e aggiungere vitamine e minerali alla vostra alimentazione. Le tisane sono anche ricche di antiossidanti che possono aiutare a neutralizzare i radicali liberi che possono essere nocivi per il sonno. Bevendo tisane, puoi goderti i benefici delle loro proprietà calmanti e sedative mentre ti idrati.

Infine, uno dei grandi vantaggi delle tisane è la varietà di sapori. Puoi aggiungere diverse erbe alla tua tisana per renderla più dolce o più forte, a seconda delle tue preferenze. Inoltre, mescolando diversi erbe, puoi ottenere una tisana che soddisfi specificamente le tue esigenze. Ad esempio, se desideri alleviare l'ansia e la nervosità, puoi mescolare camomilla, menta piperita e valeriana.

Le tisane sono quindi un'ottima soluzione da prendere in considerazione per ritrovare un sonno rigenerante. Sono facili da preparare e possono aiutare a combattere l'insonnia grazie alle loro proprietà rilassanti e sedative. Infine, è possibile facilmente adattare il loro sapore e gli ingredienti per creare la tisana che meglio si adatta a te.

I benefici del magnesio

Il magnesio è un nutriente essenziale che può avere un impatto significativo sulla qualità del vostro sonno. Aiuta a ridurre lo stress e a lottare contro l'ansia che sono comunemente all'origine dell'insonnia. I benefici del magnesio sulla qualità del sonno consistono principalmente nel:

- Ridurre lo stress: il magnesio è noto per essere rilassante e per alleviare lo stress. Può aiutare a ridurre l'ansia e la tensione nervosa che sono responsabili dell'insonnia. Inoltre, è noto per aiutare a migliorare il sonno riducendo il tempo necessario per addormentarsi.

- Regolare i cicli del sonno: il magnesio può aiutare a regolare i cicli del sonno agendo sulle ormoni che controllano il sonno. Regolando il tuo ciclo di sonno, può aiutare a bilanciare il tuo sistema nervoso e a migliorare la tua qualità del sonno.

- Ridurre i disturbi del sonno: il magnesio può aiutare a ridurre i disturbi del sonno come difficoltà ad addormentarsi e a rimanere addormentati. Inoltre, può aiutare a calmare il sistema nervoso e a placare i pensieri che possono interferire con il sonno.

- Migliorare la qualità del sonno: il magnesio può aiutare a migliorare la qualità del sonno regolando il ciclo del sonno e riducendo il tempo necessario per addormentarsi. Inoltre, riducendo lo stress e l'ansia, può facilitare un sonno più profondo e di migliore qualità.

Oltre ai suoi benefici per il sonno, il magnesio è anche benefico per la salute generale. È noto per migliorare il funzionamento cardiovascolare, regolare il metabolismo e sostenere il sistema immunitario. È inoltre benefico per la salute delle ossa, dei muscoli e dei nervi.

Il magnesio può essere consumato sotto forma di integratore alimentare o di alimenti. Gli alimenti ricchi di magnesio includono verdure a foglia verde, noci, semi, cacao, pesce, carne e legumi. Gli integratori alimentari sono anche un'ottima fonte di magnesio. È importante leggere le etichette per assicurarsi che il prodotto sia sicuro e fornisca le giuste quantità di magnesio.

Giorno 5: Le tecniche cognitive

Il quinto giorno del tuo mini-guida per liberarsi dall'insonnia è dedicato alle tecniche cognitive. Si tratta di un insieme di tecniche di gestione del pensiero e delle emozioni, che dovrebbero aiutare l'insonne a gestire e comprendere meglio i suoi pensieri ansiosi e le sue emozioni negative. Le tecniche cognitive sono utili anche per sviluppare comportamenti più adatti e affrontare le sfide della vita quotidiana che possono essere all'origine dell'insonnia.

Così, per il quinto giorno, imparerai a identificare i pensieri e le emozioni negative che ti impediscono di prendere sonno e adottare nuove strategie e tecniche per gestirle.

Consigli:

- Prendi il tempo di notare e riconoscere cosa succede nella tua mente e nel tuo corpo ogni volta che sei confrontato con un pensiero o un'emozione negativa. Prendi coscienza di come il tuo corpo reagisce a questi pensieri ed emozioni e osservali senza giudicarli.

- Impara ad accogliere i tuoi pensieri e le tue emozioni, anche se sono negative. E' importante prendere coscienza di ciò che accade nella tua mente e di consentirti di sentire ciò che provi senza negarlo o respingerlo.

- Accetta e rispetta i tuoi limiti. Spesso è difficile sentirsi rilassato e calmo, soprattutto quando sei sotto pressione o sopraffatto da emozioni negative. Impara a riconoscere quando il tuo corpo e la tua mente hanno bisogno di tempo per rilassarsi e prendersi una pausa.

- Sviluppa la tua resilienza e la tua capacità di affrontare i momenti difficili. La resilienza è una competenza che può essere acquisita. Ciò significa che impari ad adattarti ai cambiamenti e ad affrontare le difficoltà della vita.

- Usa la meditazione per prendere consapevolezza del tuo stato mentale e del tuo corpo. La meditazione è uno strumento molto potente per rendersi conto di ciò che accade dentro di te. Essa permette di prendere coscienza dei tuoi pensieri e delle tue emozioni e di accettarli senza giudicarli.

- Impara a liberare le tue emozioni negative in modo costruttivo. È importante che tu trovi modi sani per esprimere le tue emozioni negative. Questo può includere scrivere lettere, fare esercizio o parlare con qualcuno.

- Impara a sviluppare pensieri positivi e concentrarti sui lati positivi. È importante riconoscere e ringraziare la presenza di momenti felici e di piccole cose positive che avvengono intorno a te. Questo può includere ringraziare la natura e le persone che sono importanti per te.

- Impara ad allontanare i pensieri negativi e a sostituirli con pensieri positivi. Spesso, il modo più semplice per gestire un pensiero negativo è sostituirlo con un pensiero positivo. Se ti trovi a pensare qualcosa di negativo, prova a sostituire quel pensiero con un pensiero più positivo.

- Impara a controllare lo stress e gestire lo stress della vita quotidiana.

Tecniche cognitive per migliorare il sonno

Alla quinta giornata del tuo mini-guida per ritrovare il sonno, affrontiamo le tecniche cognitive di miglioramento del sonno. Queste tecniche possono aiutarti a calmare la mente e a rilassarti per dormire meglio.

Ecco alcuni esempi di tecniche cognitive:

- Respirazione profonda: La respirazione profonda può aiutare a rilassare il corpo e a calmare la mente. Prenditi il tuo tempo per inspirare ed espirare profondamente quando ti senti stressato o nervoso.

- Visualizzazione positiva: la visualizzazione positiva può aiutare a ridurre lo stress e l'ansia. Chiudi gli occhi e immagina un luogo in cui ti senti calmo e rilassato. Visualizza i colori e le forme nella tua testa e cerca di rilassarti.

- Rilassamento muscolare progressivo: Questa tecnica consiste nel concentrarsi su ogni muscolo del corpo e rilassarli uno alla volta. Questo può aiutare a calmare la mente e rilassarsi.

- Pensiero positivo: Prova a sostituire i pensieri negativi e ansiosi con pensieri positivi e calmanti. Sostituisci i tuoi Non so farcela con Posso farcela.

- Esercizio: l'esercizio può aiutare a ridurre lo stress e dormire meglio. Trova un'attività fisica che ti piace e fai regolarmente.

- Rimani attivo durante il giorno: Cerca di rimanere attivo e occupato durante il giorno. Questo può aiutarti a sentirti più calmo e rilassato la sera. Prova a fare attività come leggere, scrivere, giardinaggio, escursioni, yoga, ecc

- Evitare gli schermi: spegnete i vostri telefoni, computer e altri dispositivi elettronici almeno un'ora prima di andare a letto. Le luci blu degli schermi possono interferire con il vostro sonno e impedirvi di addormentarvi.

- Una sana alimentazione può aiutare a dormire meglio. Evitare cibi ad alto contenuto di zucchero e grassi prima di andare a letto. Mangia cibi sani e nutrienti come frutta, verdura, cereali integrali e noci.

- Creare un ambiente confortevole: creare un ambiente confortevole e tranquillo nella tua camera. Assicurati che la tua camera sia ad una temperatura confortevole e che tu abbia un materasso e un cuscino confortevoli.

Puoi anche aggiungere elementi come cuscini, candele profumate o musica soft.

- Praticare la meditazione: la meditazione può aiutare a calmare la mente e dormire meglio. Trova una meditazione adatta a te e praticarla regolarmente prima di andare a letto.

Infine, le tecniche cognitive sono un ottimo modo per gestire i tuoi pensieri e dormire meglio. Prenditi il tempo per sperimentare queste tecniche e trovare quelle che meglio si adattano a te. Ricordati che il sonno non è qualcosa che puoi costringere e che le tecniche cognitive possono aiutarti a ripristinare un sonno riparatore.

Le tecniche cognitive per ritrovare il sonno

Le tecniche cognitive possono essere un ottimo mezzo per riacquistare il sonno e vincere l'insonnia. Consistono nel prendere in esame i pensieri e le credenze alla base delle nostre reazioni emotive e sostituirle con pensieri più adatti alla situazione.

I principali vantaggi delle tecniche cognitive sono i seguenti:

- Riduzione dello stress e dell'ansia: le tecniche cognitive possono aiutarti a identificare e modificare i pensieri e le credenze che aumentano il tuo livello di stress e ansia.

- Aumentare il senso di controllo: le tecniche cognitive ti aiuteranno a capire meglio e a gestire in modo più efficace le circostanze stressanti che sono alla base delle tue insonnie.

- Migliorare la qualità del sonno: Una volta identificate e cambiate le pensieri che causano insonnia, potete iniziare a dormire meglio e sentirvi più riposati.

- Riduzione dei disturbi del sonno: le tecniche cognitive possono aiutarti a ridurre molti tipi di disturbi del sonno, come l'insonnia, gli incubi, l'apnea del sonno, ecc.

- Gestione delle emozioni: Le tecniche cognitive possono aiutarti a sviluppare strategie per gestire meglio le tue emozioni e aumentare la tua capacità di rilassarti e dormire meglio.

- Migliorare la qualità della vita: le tecniche cognitive possono aiutarti a gestire meglio lo stress e l'ansia che sono spesso alla base dei disturbi del sonno e a migliorare la qualità della tua vita.

Per utilizzare tecniche cognitive per superare l'insonnia, il primo passo è quello di iniziare esaminando i pensieri e le credenze che sono alla base delle tue insonnie. Puoi usare strumenti come il diario per identificare i pensieri e le credenze che sono alla base del tuo insonnia. Una volta identificate questi pensieri e credenze, puoi iniziare a sostituirli con pensieri più adatti alla situazione.

La seconda fase consiste nell'impostare strategie per gestire lo stress e l'ansia che spesso sono alla base dei disturbi del sonno. Puoi usare tecniche di rilassamento come la meditazione, lo yoga, gli esercizi di respirazione, ecc. per aiutare a ridurre lo stress e l'ansia che potrebbero impedirti di dormire.

La terza fase consiste nell'adattare l'ambiente per favorire il sonno. Ciò può comprendere cose come mantenere una temperatura della stanza confortevole, istituire un rito di andare a letto rilassante, allontanare schermi e rumore, ecc.

Infine, la quarta fase consiste nel diventare più attivi e adottare delle sane abitudini del sonno come l'esercizio fisico, una sana alimentazione e orari regolari per dormire. Queste abitudini possono aiutare a migliorare la qualità e la durata del vostro sonno.

Seguendo queste quattro fasi, puoi imparare a utilizzare tecniche cognitive per riacquistare il sonno e sconfiggere l'insonnia. La chiave è assicurarsi di prendersi il tempo per capire i tuoi pensieri e credenze e di utilizzare delle strategie.

Tecniche cognitive per prevenire l'insonnia

Il giorno 5 è dedicato alle tecniche cognitive per prevenire l'insonnia. Queste tecniche mirano a modificare i pensieri e i comportamenti che mantengono l'insonnia e fornire una migliore gestione e comprensione dei fattori che influenzano il sonno.

Durante un'insonnia, è frequente che i pensieri si accumulino e che provochino ansia e agitazione che impediscono il sonno. Le tecniche cognitive permettono di lavorare su questi pensieri e di rendersene consapevoli in modo da sostituirli con pensieri più positivi e calmanti.

Una buona pratica è quella di prendersi del tempo per sedersi e scrivere le pensieri e le credenze che ci impediscono di addormentarci. Una volta identificati questi pensieri, le tecniche cognitive seguenti possono essere utilizzate per sostituirli con pensieri più positivi e calmanti:

- Interrogazione o messa in discussione dei pensieri: si tratta di mettere in discussione i pensieri automatici negativi, mettendosi nei panni di qualcun altro e chiedendosi obiettivamente se tali pensieri siano effettivamente fondati.

- Demystificazione dei pensieri e delle convinzioni: si tratta di riconoscere che alcuni pensieri e convinzioni sono così profondamente radicati che sono diventati realtà per noi. È quindi importante interrogarli e affrontarli per ridurre il loro impatto sui nostri pensieri e il nostro sonno.

- Praticare l'accettazione e la tolleranza: È importante riconoscere i sentimenti e i pensieri che sono difficili da accettare e accettarli come una parte di se stessi. Ciò consente di prendere le distanze dai pensieri e di guardarli con obiettività.

- Rilassamento muscolare: si tratta di eseguire esercizi di contrazione e rilassamento muscolare per aiutare a rilassare il corpo e calmare la mente.

- Visualizzazione: Si tratta di usare la propria immaginazione per visualizzare uno stato di rilassamento, che può aiutare a creare uno stato mentale più calmo ed equilibrato.

- Respirazione profonda e controllata: Dedicare del tempo a respirare profondamente e con calma può aiutare a ridurre lo stress e a lenire le tensioni muscolari.

- Meditazione e rilassamento: La meditazione e il rilassamento sono potenti strumenti per aiutare a riequilibrare e rilassare mentalmente e fisicamente.

- Pianificazione e gestione proattiva: è importante prendere le misure necessarie per gestire e ridurre i fattori che contribuiscono alla difficoltà di addormentarsi, come ridurre il consumo di caffeina e alcol e evitare il riposo durante il giorno.

Infine, un altro metodo efficace consiste nella sostituzione dei pensieri negativi con pensieri positivi e benefici. Ciò può essere fatto concentrandosi su cose positive ed impegnandosi a trovare modi per affrontare le difficoltà.

In sintesi, le tecniche cognitive possono aiutare a prevenire l'insonnia modificando i pensieri e i comportamenti che mantengono l'insonnia e fornendo una migliore gestione e comprensione dei fattori che influenzano il sonno.

Giorno 6: Rilevare le malattie correlate con l'insonnia

Nel sesto giorno del nostro mini guida, parleremo delle malattie correlate all'insonnia e a cosa dovresti prestare attenzione.

È davvero essenziale ricordare che dovresti sempre consultare il tuo medico se pensi che il tuo sonno sia influenzato da una malattia. I disturbi del sonno possono essere causati da una varietà di malattie, tra cui:

- Malattia di Parkinson: una malattia neurologica che causa tremori e movimenti lenti. Le persone affette dalla malattia di Parkinson spesso hanno difficoltà a trovare un riposo ristoratore e a svegliarsi presto la mattina.

- Insufficienza respiratoria: ciò si verifica quando il corpo non riceve abbastanza ossigeno per funzionare in modo appropriato. Le persone con insufficienza respiratoria possono soffrire di insonnia, sonnolenza diurna e scarsa qualità del sonno.

- L'ipertensione arteriosa: una pressione sanguigna elevata può portare a difficoltà nel dormire, risvegli notturni frequenti e una scarsa qualità del sonno.

- Disturbi ansiosi e depressivi: i disturbi ansiosi e depressivi possono causare difficoltà ad addormentarsi e a rimanere addormentati. Le persone che soffrono di tali disturbi possono anche avere risvegli notturni e una scarsa qualità del sonno.

- Sindrome delle gambe senza riposo: questa sindrome causa disagio e sensazioni spiacevoli alle gambe che possono disturbare il sonno.

- Disturbi del movimento: i disturbi del movimento possono causare movimenti involontari del corpo che possono compromettere la qualità del sonno.

- Problemi alla tiroide: una tiroide ipoattiva può causare difficoltà ad addormentarsi e a rimanere addormentati, nonché una cattiva qualità del sonno.

- Malattia della vescica: le persone affette da questa malattia possono soffrire di frequenti bisogni di urinare, il che può influenzare il sonno.

- Sindrome dell'apnea del sonno: la sindrome dell'apnea del sonno si caratterizza per pause respiratorie ripetute durante il sonno. Le persone che soffrono di sindrome dell'apnea del sonno possono svegliarsi più volte durante la notte e avere difficoltà a ritrovare un sonno rigenerante.

È importante consultare un medico per qualsiasi disturbo del sonno che persiste. Il tuo medico può diagnosticare e trattare qualsiasi malattia che potrebbe essere alla base della tua insonnia. Può anche aiutarti a trovare modi per gestire e alleviare il tuo sonno.

Malattie correlate all'insonnia

Le malattie legate all'insonnia possono essere tanto varie quanto i sintomi che possono essere osservati. L'insonnia cronica o i risvegli notturni possono essere un segno di un problema psicologico, di uno squilibrio ormonale o di una condizione medica più grave.

- I disturbi psichiatrici: I disturbi psichiatrici sono tra le cause più comuni dei disturbi del sonno. Le persone che soffrono di disturbi come ansia, depressione e disturbi alimentari sono più suscettibili di soffrire di insonnia. L'ansia e la depressione possono portare a un'insonnia persistente e il trattamento di tali disturbi può aiutare a alleviare l'insonnia.

- Trouble del movimento e del sonno: i disturbi del movimento e del sonno, come la narcolessia, possono provocare risvegli notturni e difficoltà ad addormentarsi. La narcolessia è una malattia neurologica che si caratterizza per periodi di sonno eccessivo e una tendenza a cadere in un sonno profondo in situazioni inappropriate. Altri sintomi della narcolessia includono allucinazioni e incapacità di rimanere svegli per lunghi periodi. Altri disturbi del movimento e del sonno, come il sindrome delle gambe senza riposo, possono anche portare a disturbi del sonno.

- I disturbi ormonali: i disturbi del sonno possono anche essere un segno di squilibrio ormonale. Le donne sono più suscettibili di soffrire di insonnia durante i loro periodi mestruali e le loro fasi di menopausa. I disturbi della tiroide e della melatonina possono anche causare disturbi del sonno.

- Disturbi del ritmo circadiano: I disturbi del ritmo circadiano sono una comune causa di insonnia. Questi disturbi sono caratterizzati da disturbi del ritmo naturale dei cicli di sonno e veglia. I disturbi del ritmo circadiano possono essere legati a lavori notturni, a cambiamenti di orario o a un cambio di fuso orario. Le persone che soffrono di questi disturbi possono avere difficoltà ad addormentarsi e a rimanere addormentate per un periodo prolungato.

- Allergie e malattie respiratorie: Le allergie e le malattie respiratorie possono anche essere alla base di difficoltà ad addormentarsi e risvegli notturni. Le persone allergiche possono soffrire di congestione nasale e di una tosse allergica che possono disturbare il loro sonno. Le malattie respiratorie come l'asma possono anche causare disturbi del sonno.

- Le patologie cardiovascolari e neurologiche: le patologie cardiovascolari e neurologiche possono anche essere all'origine dei disturbi del sonno. Le patologie cardiovascolari possono provocare un senso di oppressione toracica e insonnia persistente. Le patologie neurologiche, come la sclerosi multipla, possono anche portare a risvegli notturni regolari.

- L'uso di droghe e alcol: l'uso eccessivo di droghe e alcol può causare disturbi del sonno. L'alcol può disturbare il sonno e causare risvegli notturni.

I farmaci per trattare l'insonnia

È evidente che i farmaci possono essere un modo efficace per trattare l'insonnia. Tuttavia, vengono raccomandati solo come ultima risorsa. I farmaci più prescritti per l'insonnia sono gli ipnotici, che sono dei sedativi. Di solito vengono prescritti in caso di sintomi da lievi a gravi e devono essere utilizzati solo per un periodo limitato per evitare effetti collaterali e rischi di dipendenza.

I sedativi possono essere sedativi, che sono più leggeri e hanno meno effetti collaterali. Possono anche essere analgesici ipnotici, che sono più forti e hanno più effetti collaterali. I medici possono anche prescrivere antidepressivi per aiutare a ridurre l'insonnia. Gli antidepressivi possono aiutare a ridurre l'ansia e a regolare il ciclo veglia-sonno.

Prima di prendere farmaci per trattare l'insonnia, è importante capire gli eventuali effetti collaterali e i rischi. Gli effetti collaterali più comuni dei farmaci per dormire sono sonnolenza, mal di testa, sonnolenza e confusione. Possono anche causare disturbi di memoria, svenimenti, vertigini e sbalzi d'umore. È importante parlare con il medico di tutti gli effetti collaterali e della possibilità di dipendenza prima di prendere farmaci per l'insonnia.

I farmaci possono essere una soluzione efficace per la cura dell'insonnia, ma è importante prendersi il tempo di consultare un professionista della salute per determinare la soluzione migliore per te. Il tuo medico può aiutarti a determinare quali farmaci e quale dose dovresti assumere.

I vantaggi dei farmaci per trattare l'insonnia includono:

- Una miglioramento quasi immediato dello stato di insonnia.

- Possono aiutare a ripristinare i cicli di sonno più velocemente.

- Possono anche alleviare lo stress e l'ansia che possono portare all'insonnia.

Tuttavia, ci sono anche degli svantaggi nell'assumere farmaci per trattare l'insonnia, tra cui:

- Possibili effetti collaterali come mal di testa, vertigini, sonnolenza, confusione o sonno profondo.

- Una dipendenza fisica o psicologica.

- I farmaci impiegano del tempo per agire e non sono una soluzione a lungo termine per trattare l'insonnia.

Prima di prendere medicinali per trattare l'insonnia, è importante comprendere gli eventuali effetti collaterali e i rischi. È anche importante parlare con il medico per assicurarsi che i farmaci prescritti siano adatti alle tue esigenze e alla tua salute. È inoltre importante seguire le istruzioni del medico e non prendere mai medicinali senza averne prima parlato con il proprio medico.

Giorno 6: rilevare le malattie correlate all'insonnia

Metodi alternativi

Le trattamento e la prevenzione dell'insonnia con metodi alternativi è un'ottima opzione per coloro che non hanno tempo o soldi per consultare un professionista della salute. Ci sono molti trattamenti disponibili, tra cui:

- La meditazione e il rilassamento. La meditazione e il rilassamento sono potenti strumenti che possono aiutare a calmare il corpo e la mente e a ridurre lo stress. Gli esercizi di meditazione e rilassamento possono aiutarti a rilassarti, concentrarti e gestire meglio i livelli di stress che possono contribuire all'insonnia.

- La terapia cognitivo-comportamentale. La terapia cognitivo-comportamentale (TCC) è un approccio psicologico che mira a modificare i comportamenti o i pensieri che possono contribuire all'insonnia. Strumenti come il diario del sonno, la ristrutturazione cognitiva e la terapia comportamentale possono aiutare a trattare e prevenire l'insonnia.

- Supplementi a base di piante. Supplementi a base di piante come melatonina, valeriana, magnesio e triptofano possono aiutare a migliorare la qualità e la durata del sonno. Tuttavia, prima di prendere supplementi a base di piante, si consiglia di consultare un medico o un professionista qualificato della salute per discutere dei rischi e dei potenziali benefici.

- Gli esercizi fisici. Oltre ad essere un ottimo modo per divertirsi, l'esercizio può aiutare a ridurre lo stress e migliorare la qualità e la durata del sonno. L'esercizio regolare può anche aiutare a ridurre i sintomi dell'insonnia.

- Le modifiche alimentari. Modificare le proprie abitudini alimentari può aiutare a migliorare la qualità e la durata del sonno. Un'alimentazione sana ed equilibrata può aiutare a ridurre i sintomi dell'insonnia, mentre evitare cibi e bevande che sono stimolanti prima di coricarsi può anche aiutare a migliorare il sonno.

- L'agopuntura. L'agopuntura è una pratica medica che può aiutare a ridurre lo stress e migliorare la qualità e la durata del sonno. I punti specifici che vengono stimolati possono aiutare a ridurre i sintomi dell'insonnia.

- La luce del sole. Un'esposizione adeguata alla luce del sole può aiutare a innescare gli ormoni del sonno e migliorare la qualità e la durata del sonno. La luce ultravioletta può anche aiutare a regolare il ciclo veglia-sonno e a risolvere i sintomi di insonnia.

- Yoga e tai chi. Lo yoga e il tai chi sono forme di meditazione che possono aiutare a calmare il corpo e la mente e a migliorare la qualità e la durata del sonno. Gli esercizi di yoga e tai chi possono aiutare a ridurre i sintomi dell'insonnia e a gestire meglio lo stress e l'ansia.

Giorno 7: Quando consultare un medico?

All'ultimo stadio, quando ogni altro tentativo di ripristinare un normale sonno è fallito, potrebbe essere il momento di consultare un medico. Un medico può valutare le cause sottostanti della tua insonnia e consigliarti sui trattamenti possibili.

Innanzitutto, preparati per la tua visita medica prendendo nota dei sintomi che hai sperimentato e pensando alle domande che vuoi porre. Ciò permetterà al medico di avere una migliore visione del tuo stato e della tua salute generale.

Il tuo medico può farti alcune domande sullo stile di vita e sulle circostanze che hanno preceduto e accompagnato la tua ricerca di sonno. Potrebbe chiederti di compilare un questionario di valutazione fisica e psicologica e potrebbe anche eseguire test del sangue e esami fisici per valutare la tua salute generale.

Esistono diverse opzioni di trattamento disponibili per trattare l'insonnia, tra cui farmaci, pratiche di rilassamento, modifiche comportamentali e terapia. I farmaci sono spesso usati per trattare l'insonnia a breve termine, ma potrebbero non essere benefici a lungo termine. Le tecniche di rilassamento e le modifiche comportamentali sono strategie a lungo termine per addormentarsi e rimanere addormentati tutta la notte. Potrebbe anche essere consigliato dal medico di consultare uno psicologo per ricevere consigli su come gestire lo stress e le preoccupazioni che possono interferire con il sonno.

Qualunque trattamento il vostro medico vi suggerisce, è importante ricordare che ogni persona è diversa e ciò che funziona per una persona non funziona necessariamente per l'altra. Se il vostro medico vi prescrive un trattamento, assicuratevi di seguire le istruzioni e di contattare il medico se nota dei cambiamenti nel proprio sonno o effetti indesiderati.

Oltre ai trattamenti medici, il tuo medico può anche raccomandarti modifiche al tuo stile di vita per aiutarti a ripristinare un sonno normale. Ad esempio, il medico può consigliarti di fare cambiamenti nella tua alimentazione e nello stile di vita, ridurre l'assunzione di stimolanti come caffeina e alcol, e adottare dei rituali per aiutarti ad addormentarti e rimanere addormentato.

È importante ricordare che un uso eccessivo di farmaci per dormire non è sicuro e può peggiorare la propria insonnia. Se si assumono farmaci per dormire, assicurarsi di prenderli alle dosi raccomandate e solo per un breve periodo. Non prendere altri farmaci per dormire senza il permesso del medico.

Infine, una volta iniziato il trattamento, monitorate attentamente i vostri progressi e consultate il vostro medico se notate dei cambiamenti o se non otterrete i risultati sperati. Con le giuste risorse e le giuste informazioni, potrete imparare a gestire la vostra insicurezza.

Quando l'insonnia diventa cronica

Quando l'insonnia diventa cronica, è il momento di consultare un medico. Alcuni fattori possono contribuire a questi risvegli notturni. Pertanto, è importante riconoscere i segni e i sintomi dell'insonnia cronica e consultare un medico per una diagnosi e un trattamento appropriati.

Le cause dell'insonnia cronica possono essere molteplici:

- La sofferenza cronica o le sofferenze legate a una malattia o ad un infortunio.

- Lo stress e l'ansia che possono essere correlati alla salute mentale o ad eventi della vita quotidiana.

- Un ambiente di sonno scomodo o rumoroso.

- Cambiamenti ormonali legati alla menopausa, alla gravidanza o all'assunzione di farmaci.

- Uno squilibrio degli ormoni tiroidei, carenze nutritive o malattie metaboliche.

- Gli effetti collaterali dei farmaci.

- Abitudini di sonno malsane e una cattiva igiene del sonno.

Se si nota che l'insonnia non migliora nonostante i cambiamenti di stile di vita, sedute di rilassamento e rimedi naturali, è il momento di consultare un medico. Il medico può prescrivere farmaci per alleviare i sintomi e aiutare a trattare la causa alla base. Il medico può anche indirizzarvi verso un professionista qualificato in grado di consigliarvi terapie e consigli per aiutarvi a gestire meglio il vostro problema.

È anche importante cercare di capire perché l'insonnia è diventata cronica e ridurre o eliminare i fattori che possono essere la causa. L'ambiente del sonno può essere un fattore importante, così come lo stress e l'ansia. Cerca di trovare modi per gestire lo stress e le preoccupazioni, come ad esempio rilassarsi e praticare esercizi di meditazione prima di andare a letto.

È anche possibile provare rimedi naturali come le erbe medicinali, l'aromaterapia, gli oli essenziali e gli erbe per aiutare a alleviare i sintomi e migliorare la qualità del sonno. Questi rimedi possono essere molto utili per alcune persone, ma è importante consultare il proprio medico prima di iniziare a usarli.

Infine, è importante riconoscere che l'insonnia cronica può essere un segno di un disturbo sottostante, come un disturbo d'ansia o depressione o una malattia medica. In questo caso, il medico può dirigere verso un professionista sanitario competente che può aiutarvi a identificare la causa sottostante e a elaborare un piano di trattamento adatto alle vostre esigenze.

Le conseguenze mediche dell'insonnia

Le conseguenze mediche legate all'insonnia possono essere molto gravi e numerose. La scarsa qualità del sonno ha un impatto sull'organismo e può causare problemi di salute come:

- Difficoltà di concentrazione e memoria

- Una diminuzione generale di energia

- Un aumento del rischio di incidenti

- Una depressione

- Una presa di peso

- Un aumento del rischio di malattie cardiovascolari, diabete di tipo 2 e malattie respiratorie

- Un aumento di stress

- Una diminuzione delle difese immunitarie

Inoltre, l'insonnia può avere un impatto sulla qualità della vita in generale. Può influire sulla capacità di lavorare e persino di funzionare normalmente in una società. Le persone che soffrono di insonnia sono più suscettibili di provare una stanchezza cronica e sbalzi d'umore, che possono influire sulle loro relazioni con i propri cari e colleghi.

Infine, e soprattutto, un sonno di qualità è essenziale per un buon funzionamento psicologico e fisico. Gli effetti negativi sulla salute causati dall'insonnia sono numerosi e possono essere molto gravi. Per questo motivo è fondamentale prendere delle misure per trattare l'insonnia e ripristinare un buon sonno. Se i tuoi tentativi di risolvere i tuoi problemi di insonnia non hanno avuto successo, è importante consultare un medico per trovare soluzioni adeguate.

Quando consultare un medico per l'insonnia

Il sonno è vitale per la salute e il corretto funzionamento dell'organismo, per questo motivo è essenziale ottenere un trattamento medico per le insonnie. Tuttavia, prima di consultare un medico per la tua insonnia, è importante capire come si manifesta questa malattia.

I medici sono generalmente in grado di diagnosticare un disturbo del sonno in base ai sintomi e alla storia medica del paziente. Inoltre, possono anche consigliarti su modi per migliorare il tuo sonno.

Quando si consulta un medico per l'insonnia, è importante fornire informazioni dettagliate sui sintomi e sugli stili di sonno. Ecco alcuni elementi chiave da menzionare:

- Quando hai iniziato a soffrire di insonnia?

- Quali sono i tuoi sintomi?

- Ti svegli di notte o non riesci a dormire?

- Quali sono i tuoi antecedenti medici?

- Hai delle abitudini di sonno sane?

- Prendi farmaci o integratori?

È inoltre importante menzionare se soffrite di disturbi correlati: ansia, depressione, stress, ecc. Queste informazioni permetteranno al medico di meglio valutare la tua condizione e di proporti un trattamento adatto.

Infine, è consigliabile discutere le tue aspettative e i tuoi obiettivi con il tuo medico. Ad esempio, vuoi semplicemente migliorare la qualità del tuo sonno o riuscire a addormentarti più facilmente? Il medico potrà quindi adattare il trattamento alle tue specifiche esigenze.